BEI GRIN MACHT SICH IHR WISSEN BEZAHLT

- Wir veröffentlichen Ihre Hausarbeit,
  Bachelor- und Masterarbeit

- Ihr eigenes eBook und Buch -
  weltweit in allen wichtigen Shops

- Verdienen Sie an jedem Verkauf

**Jetzt bei www.GRIN.com hochladen
und kostenlos publizieren**

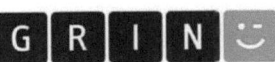

Nadja Hermann

Konzeption eines kombinierten Entspannungsprogramms für acht Kurseinheiten. Qigong und Atementspannung

Lehrprobe

GRIN Verlag

Bibliografische Information der Deutschen Nationalbibliothek:

Die Deutsche Bibliothek verzeichnet diese Publikation in der Deutschen National-
bibliografie; detaillierte bibliografische Daten sind im Internet über http://dnb.d-
nb.de/ abrufbar.

Impressum:

Copyright © 2015 GRIN Verlag, Open Publishing GmbH
Druck und Bindung: Books on Demand GmbH, Norderstedt Germany
ISBN: 978-3-668-00101-5

Dieses Buch bei GRIN:

http://www.grin.com/de/e-book/302235/konzeption-eines-kombinierten-entspan-
nungsprogramms-fuer-acht-kurseinheiten

GRIN - Your knowledge has value

Der GRIN Verlag publiziert seit 1998 wissenschaftliche Arbeiten von Studenten, Hochschullehrern und anderen Akademikern als eBook und gedrucktes Buch. Die Verlagswebsite www.grin.com ist die ideale Plattform zur Veröffentlichung von Hausarbeiten, Abschlussarbeiten, wissenschaftlichen Aufsätzen, Dissertationen und Fachbüchern.

Besuchen Sie uns im Internet:

http://www.grin.com/

http://www.facebook.com/grincom

http://www.twitter.com/grin_com

Deutsche Hochschule für
Prävention und Gesundheitsmanagement
Hermann Neuberger Sportschule 3
66123 Saarbrücken

Fachmodul:	Stressmanagement II
Studiengang:	Master Prävention & Gesundheitsmanagement

Thema: **Konzeption eines kombinierten Entspannungsprogramms für acht Kurseinheiten**

Inhaltsverzeichnis

1.1 Rahmenbedingungen des Kurses

Hintergrund des Kurskonzeptes zum Erlernen eines strukturierten Entspannungsverfahrens ist die Ergänzung im Rahmen des Kurses „Bodymed" zur Gewichtsreduktion. Im Rahmen des Kurskonzeptes unter ärztlicher Betreuung finden 12 Schulungen zur Ernährungsumstellung statt. Zusätzlich zu den Schulungen und Vorträgen findet ein Nordic Walking Kurs statt und nun soll ein Entspannungstraining das Konzept abrunden. Die Kursgebühren von 125,00 € werden zum Teil von den Krankenkassen erstattet. Es gibt keine Altersbeschränkung, die Teilnehmer sind zwischen 24 und 62 Jahre alt. Die Zielgruppe setzt sich aus den Teilnehmern des Gewichtsreduktionskurses zusammen, dies sind Übergewichtige, Diabetiker, Personen mit Bluthochdruck und Personen mit Fettstoffwechselstörungen. Die Teilnehmerzahl ist auf maximal 12 Teilnehmer beschränkt. Vorerfahrungen sind nicht notwendig, da es sich um einen Anfängerkurs handelt. Das Konzept ist für eine geschlossene Gruppe konzipiert.

Das Kurskonzept ist als „Mischprogramm" à acht Kurseinheiten konzipiert und kombiniert die Entspannungsverfahren Taiji Qigong und Atementspannung miteinander.

1.2 Zielstellung und Begründung der gewählten Methodik

Ziel ist es, den Teilnehmern zwei Entspannungsverfahren näher zu bringen, sodass sie statt auf unstrukturierte Entspannung - wie Fernsehen, Musik hören, Sport, Computer spielen- auch auf strukturierte, bewusste Entspannungstechniken zurückgreifen können. Der ganzheitliche Ansatz aus langfristiger Ernährungsumstellung, Bewegung und mentaler Entlastung soll das „Bodymed"- Programm noch attraktiver machen und zur Gewinnung neuer Teilnehmer dienen. Das „Bodymed" Konzept kann sich so von anderen Programmen wie z.B. Weight Watchers® absetzen.

Das Entspannungskonzept soll dazu dienen, der Zielgruppe ein besseres Wahrnehmungsgefühl für Ihren Körper zu ermöglichen. Qigong ist ein Bewegungssystem, das Körper und Geist harmonisch miteinander verbindet. Das Qi steht für die Lebensenergie, die im Körper in Leitbahnen, den sogenannten Meridianen fließt. Wo der Fluss des Qi blockiert ist, wird der Mensch unbeweglich, vielleicht auch träge – und das vermindert auch den Kalorienverbrauch. Zudem kann ein gestörter Qi Fluss krank machen (Mertens, Oberlack, 2004, S. 8 ff). Alle Qigong Übungen eignen sich grundsätzlich für jeden. Ausgenommen sind Personen, die eine längere Krankheit hinter sich haben, Personen mit Kreislaufproblemen, Schmerzen, Asthma und Schwangere in der Endphase der Schwangerschaft. Qigong fördert die Beweglichkeit, fördert die Konzentrationsfähigkeit und beeinflusst die Stimmungslage und Emotionen. Qigong wirkt sowohl vorbeugend als auch lindernd auf diverse Krankheiten wie z.B. Rheuma, Bluthochdruck, Herzerkrankungen, Verdauungsstörungen und Rückenbeschwerden (Pieter, 2014, S. 103f).

Die Atementspannung, entweder am Anfang oder am Ende der Qigong Übungen, soll den Teilnehmern dabei helfen, ein Gefühl der Ruhe und Kraft sowie ein besseres Körperbewusstsein zu entwickeln und ergänzt so die Qigong Übungen, denn im Rahmen des Qigong wird eine innere Vorbereitung empfohlen (Pieter, 2014, S. 104). Der Vorteil der Atementspannung ist, dass es für die Teilnehmer leicht zu erlernen ist und einfach auszuführen ist. Die Teilnehmer brauchen hierzu ebenfalls keine Vorerfahrung.

Auch im Qigong spielt die Atmung eine wichtige Rolle, daher sind die Übungen zur Atementspannung hierzu eine ideale Ergänzung. Die Teilnehmer sollen auch Übungen aus dem Entspannungstraining in ihren Alltag übertragen.

2   Inhalte und Aufbau des Kurskonzeptes

2.1 Zeitliche Planung und Organisation/ Ressourcen

Der Kurs soll in acht Kurseinheiten à 60 Minuten aufgeteilt sein und 1x wöchentlich stattfinden. Jede Kurseinheit ist in eine Einleitungsphase, in einen Hauptteil und in einen Schlussteil aufgeteilt. In Tabelle 1 ist der zeitliche Aufbau einer Kurseinheit exemplarisch dargestellt:

	Inhalt	Dauer	Beschreibung
Einleitung	Einführung	Ca. 10 min, ab der 2. Stunde: ca. 3min	• Begrüßung • Vorstellungsrunde (1. Stunde)/ Stundenziel • Organisatorische Hinweise
	Befindlichkeitsabfrage Einführung ins Thema	Ca. 5-10 min	• Ziel der Stunde erläutern • Wie geht es Euch heute? – Wie ging es Euch nach der letzten Stunde? – Wer ist neu? – Welche Entspannungstechniken kennt Ihr? (1.Stunde)

	Erklären neuer Übungen bzw. Grundlegendes, zu Beachtendes	5-10 min	• Erläutern und Vorführen der einzelnen Qigong Übungen • Erklären, was zu beachten ist (.z.B. Heben und Senken der Arme, Atmung, Fußstellung, 1. Stunde)
Hauptteil	Durchführen der Atemübung	ca. 5-10 min	In Rückenlage oder im Sitzen
	Qigong Übungen Vorführen und Durchführen der Übungen	Ca. 5 min pro Übung: insgesamt ca. 20 min	• Ausführen der Übungen • Pausen zwischen den Übungen zum Nachspüren
Schlussteil	Abschluss, Feedback der Teilnehmer	Ca. 10 min	• Nachspüren • Freiwilliges persönliches Feedback der Teilnehmer • Infos zur nächsten Stunde, Verabschiedung • Evtl. Austeilen von Übungs-/Informationsblättern

Tabelle 1: Darstellung einer exemplarischen Kurseinheit, Mischprogramm, 60 min

Zu der Organisation und den Ressourcen

Für die Entspannungseinheiten wird eine Dauer von 60 Minuten gewählt; dies ist die optimale Dauer für ein geschlossenes Entspannungsprogramm (Pieter, 2014, S. 130). Im Vorfeld sollten die räumlichen Begebenheiten geprüft werden. Der Geräuschpegel im Übungsraum sollte möglichst gering sein. Daher sollte ein Raum ausgewählt werden, der Straßenlärm und andere störende Geräusche (z.B. Tresentelefon im Nebenraum, Stimmen) zuverlässig abschirmt. Ein Schild an der Tür des Übungsraums vermeidet Störungen durch eintretende Personen. Zudem sollte der Übungsraum ansprechend eingerichtet sein (Pieter, 2014, S. 32). Im Übungsraum sollten ausreichend Hocker und Stühle stehen, sodass ältere Teilnehmer mit körperlichen Einschränkungen die Qigong Übungen im Sitzen durchführen können. Die gewählte Gruppengröße von bis zu zwölf Personen ist ideal, damit der Übungsleiter von allen Teilnehmern akustisch verstanden werden kann und leichter Probleme einzelner Teilnehmer erkennen und darauf eingehen kann (Kunow, 2012, S. 5). Für die Qigong Übungen sollten Decken als Unterlage vorhanden sein, für die Atemübungen im Liegen werden Gymnastikmatten oder 1-2 gefal-

5

tete Decken benötigt. Die Raumgröße sollte den Teilnehmern genügend Platz für die Durchführung der Übungen ermöglichen. Den notwendigen Abstand können die Teilnehmer durch Auslegen der Decke oder Matte selbst bestimmen. Die Raumtemperatur sollte als angenehm empfunden werden. Auch die Beleuchtung sollte eine behagliche Atmosphäre schaffen. Die Teilnehmer sollten vorab informiert werden, zu den Entspannungseinheiten bequeme (Sport-)Kleidung und evtl. warme Socken zu tragen. Die Teilnehmer können dazu angeregt werden, Schuhe, Schmuck und Brillen abzulegen, dies ist allerdings freiwillig.

Um die Entspannung zu vertiefen, werden einzelne Atemübungen mit Musik bzw. Geräuschen (z.B. Wellengeräusche) unterlegt. Auch die Qigong Übungen werden teils mit Musik unterlegt, um so einen gemeinsamen Rhythmus zu finden. Jedoch sollten die Anweisungen des Trainers immer gut zu verstehen sein.

2.2 Lernziele des Kurskonzeptes

Lernziel des Entspannungskonzeptes aus Qigong und Atementspannung ist die Förderung der Gesundheitskompetenz und Wahrnehmungskompetenz der Teilnehmer für den eigenen Körper. Durch die Atemlenkung wird ebenfalls die Selbstwahrnehmung des Körpers gefördert (Greten, 2004,S. 24). Die Teilnehmer sollen in stressigen Situationen und Phasen auf die erlernten Entspannungstechniken zurückgreifen können, um sich so zu entspannen und zur Ruhe zu kommen. Weiterhin soll sich, wie bereits in Kapitel 1.2 beschrieben, das Entspannungskonzept förderlich auf die Gewichtsreduktion im Rahmen des „Bodymed"-Kurses auswirken (z.B. gegen Heißhunger bei Stress) und vorbeugend gegen Zivilisationskrankheiten wirken. Die Teilnehmer sollen die 18 Übungen/ Figuren des Taiji Qigong kennenlernen.

2.3 Programmaufbau über acht Kurseinheiten

Besonderheiten der 1. Kursstunde: Inhalte und Lernziel
Die erste Übungsstunde wird zur Einführung genutzt. In der ersten Kursstunde findet eine **Vorstellungsrunde** statt, um eine vertrauensvolle Atmosphäre zu fördern. Der Übungsleiter und die Teilnehmer stellen sich gegenseitig vor. Der Übungsleiter fragt Motivation, Vorerfahrung mit Entspannungsverfahren und Erwartungen der Teilnehmer ab.

Es folgt eine nicht zu lange **Information** zur Methode und zur Herkunft des Verfahrens. Dazu einige kurze Informationen zum Grundprinzip des Verfahrens (z.B. Grund-

6

haltung, Atmung im Qigong, Beinstellung, Haltung der Ellbogen, Ausrichtung der Konzentration). Zudem werden **organisatorische Fragen** geklärt, etwa Kleidung, häusliches Üben, gemeinsamer Beginn und Ende der Kursstunde. Darüber hinaus wird der Aufbau des Kursprogramms erläutert. Es werden auch Schwierigkeiten der Teilnehmer besprochen, z.B. wenn eine Übung oder zu langes Stehen zu anstrengend wird, laute Darmgeräusche, Einschlafen oder innere Erregung. Im Anschluss wird eine kurze **Übung** zur Atementspannung und anschließend die Grundstellung sowie zwei Grundübungen aus dem Qigong vom Übungsleiter vorgeführt und gemeinsam durchgeführt. Zum Abschluss findet ein **Austausch** und Feedback mit den Teilnehmern statt, dies jedoch freiwillig und in entspannter Atmosphäre. Evtl. kann den Teilnehmern eine „Hausaufgabe" mitgegeben werden (Pieter, 2014, S. 70ff).

Das Lernziel der ersten Stunde ist das Kennenlernen der Entspannungsverfahren und ein erstes Vertraut machen mit den Übungen sowie ein gegenseitiges Kennenlernen. Im Rahmen der „Hausaufgabe" können sich die Teilnehmer z.B. Gedanken machen, wie, wo und wann sie die Entspannungstechnik in ihrem Alltag nutzen könnten.

Inhalte und Lernziele der 2.- 8. Kurseinheit

	Inhalte	Lernziel
2. Stunde	➢ Einstimmung, Befindlichkeitsabfrage, Erfahrungen Hausaufgabe ➢ Atementspannung (Welle) ➢ Qigong Übungen (mit Erklärung): 4 Grundübungen (die Wolken teilen, den Regenbogen schwenken, mit der Faust stoßen, den Affen vertreiben) ➢ Nachspüren ➢ Abschluss und Austausch ➢ Infozettel	➢ Entwicklung des Gruppengefühls ➢ Abläufe verinnerlichen ➢ Erlernen der Grundübungen ➢ Ein Gefühl für die Übung entwickeln ➢ Wirkung betrachten
3. Stunde	➢ Einstimmung, Befindlichkeitsabfrage ➢ Atementspannung (Wurzeln) ➢ Qigong Übungen (mit Erklärung): wie eine Wildgans fliegen, die Wolken teilen, im See rudern, Ball von der Schulter tragen ➢ Nachspüren ➢ Abschluss und Austausch	➢ Erlernen der neuen Übungen ➢ Entwicklung der Körperwahrnehmung, Atmung ➢ Wirkung betrachten ➢ Erhöhung des Lerneffekts
4. Stunde	➢ Einstimmung, Befindlichkeitsabfrage ➢ Qigong Übungen (mit Erklärung): Das Qi wecken, Umdrehen und zum Vollmond schauen, mit der Hand stoßen, Wolkenhände	➢ Erlernen der neuen Übungen ➢ Verbesserung der Körperwahrnehmung, Atmung

	➢ Zum Abschluss: Das Qi einsammeln	➢ Erhöhung des Lerneffekts
	➢ Nachspüren	
	➢ Atementspannung (im Sitzen)	
	➢ Abschluss und Austausch	
5. Stunde	➢ Einstimmung, Befindlichkeitsabfrage	➢ Erlernen der neuen Übungen
	➢ Atementspannung (Brustraum)	➢ Verbesserung der Körper-
	➢ Qigong Übungen (mit Erklärung): den Mond aus	wahrnehmung, Atmung
	dem Wasser schöpfen, die Welle schieben, mit der	➢ Erhöhung des Lerneffekts
	Faust stoßen, das große Rad kreisen	
	➢ Nachspüren	
	➢ Abschluss und Austausch	
6. Stunde	➢ Einstimmung, Befindlichkeitsabfrage	➢ Erlernen der neuen Übun-
	➢ Atementspannung (Abklopfen)	gen
	➢ Qigong Übungen (mit Erklärung): Den Ball vor der	➢ Festigung der Körper-
	Schulter tragen, auf der Stelle treten und den Ball	wahrnehmung und be-
	prellen, die weiße Taube schlägt die Flügel, das Qi	wussten Atmung
	beruhigen und herunterführen	➢ Evtl. Verbesserung des
	➢ Nachspüren	Gemütszustandes
	➢ Abschluss und Austausch	➢ Erhöhung des Lerneffektes
7. Stunde	➢ Einstimmung, Befindlichkeitsabfrage	➢ Festigen der Übungen
	➢ Atementspannung (Lockeratmen)	➢ Festigung der Körper-
	➢ Qigong Übungen wiederholen: das Qi wecken, den	wahrnehmung und be-
	Affen abwehren, den Regenbogen schwenken, das	wussten Atmung
	Qi beruhigen und herunterführen	➢ Evtl. Verbesserung des
	➢ Nachspüren	Gemütszustandes
	➢ Abschluss und Austausch	➢ Erhöhung des Lerneffektes
8. Stunde	➢ Einstimmung, Befindlichkeitsabfrage	➢ Festigung der Körper-
	➢ Qigong Übungen wiederholen: das Qi wecken, die	wahrnehmung und be-
	Brust öffnen, den Ball stoßen, den Mond aus dem	wussten Atmung
	Wasser schöpfen	➢ Motivation der Teilneh-
	➢ Kurze Atementspannung im Liegen	mer, die Übungen weiter
	➢ Nachspüren und Abfrage des individuellen Gefal-	durchzuführen
	lens und Übungsfortschritts	➢ Erhöhung des Lerneffektes
	➢ Abschluss und Danksagung	
	➢ Austeilen der Übungsblätter zum häuslichen Üben;	
	Hinweise auf Folgekurs o.ä.	

Tabelle 2: Inhalte und Lernziele der 2.-8. Kurseinheit, Mischprogramm

2.4 Informations- und Übungszettel für die Teilnehmer

In der zweiten Stunde erhalten die Teilnehmer einen Informationszettel, mit Informationen zum Hintergrund der beiden Methoden und zum Einsatzbereich sowie weitere nütz-

liche grundlegende Informationen, z.B. zum Ausführen der Übungen (Anhang 1). Am Ende der letzten Kurseinheit erhalten die Teilnehmer zusätzlich Übungsblätter mit einer Anleitung ausgewählter erlernter Übungen aus dem Taiji Qigong, um diese weiter zu Hause wiederholen zu können (Anhang 4).

2.5 Didaktisch-methodische Prinzipien

Die Einstellung der Teilnehmer zum Entspannungsverfahren hängt vor allem davon ab, wie der Trainer die Methode vermittelt und ob sich Erfolge einstellen. Der Kursleiter sollte die Entspannung „leben" sowie Ruhe und Gelassenheit (z.B. durch Bewegungen, Sprechtempo, Stimmlage) ausstrahlen. So kann er auch die Teilnehmer von der Entspannungsmethode überzeugen und seine Ausstrahlung wirkt sich positiv auf die Teilnehmer aus. Weiterhin muss beachtet werden:

- Der Übungsauswahl muss ein Konzept zugrunde liegen: Der Kursleiter plant jede Unterrichtsstunde und legt Lernziele fest. Das Programm hat einen durchdachten Aufbau. Dieser kann den Teilnehmern auch anfangs vermittelt werden

- Der Übungsleiter sollte die Teilnehmer zur Herkunft des Entspannungsverfahrens bzw. den Übungen informieren. Dies wird in den beschriebenen Kurseinheit mündlich in der ersten Kurseinheit vermittelt sowie auch ergänzt durch die Informationszettel, die in der zweiten Kurseinheit ausgeteilt werden

- Durch Wiederholen der Übungen kann die Entspannungsreaktion der Teilnehmer verstärkt werden und sie können die Übungen zu Hause durchführen. Dies erfolgt im vorliegenden Kurs ab der dritten Kurseinheit

- Die Übungen sollten vom Trainer vor der eigentlichen Ausführung demonstriert und erklärt werden, um dann erst einmal gemeinsam die Übung auszuprobieren. Ziel soll eine bessere Körperwahrnehmung sein, nicht die exakte Bewegungsausführung sein

- Der Trainer sollte auf eine ruhige Sprechweise mit ausreichend Pausen zum Nachspüren achten

- Zur Atementspannung: Der Trainer sollte darauf achten, ruhig und eher sachlich zu sprechen und eine dramatische Sprechweise zu vermeiden

- Nach den Übungen sollte immer ein Austausch und Gespräch mit den Teilnehmern stattfinden

- Vor den bewegten Übungen (Taiji Qigong) sollte immer ein gewisser Ruhepuls (unter 120) angestrebt werden. Dies wird im beschriebenen Kursprogramm

durch die Atementspannung oder durch eine ruhige Qigong-Übung (z.B. das Qi
wecken) erreicht

(Pieter, 2014, S. 33, S. 129f).

3. Detaillierte Darstellung der 2. Kurseinheit

3.1 Inhalte und Lernziele der 2. Kurseinheit

	Inhalte	Lernziel
2. Stunde	➤ Einstimmung, Befindlichkeitsabfrage (10 min) ➤ Atementspannung (Welle) (10min) ➤ Qigong Übungen (mit Erklärung und Üben): Grundstellung, 4 Grundübungen (die Wolken teilen, den Regenbogen schwenken, mit der Faust stoßen, den Affen vertreiben) (25 min) ➤ Nachspüren (2min) ➤ Abschluss und Austausch (10 min) ➤ Infozettel (2 min)	➤ Entwicklung des Gruppengefühls ➤ Abläufe verinnerlichen ➤ Erlernen der Grundübungen ➤ Ein Gefühl für die Übung entwickeln ➤ Wirkung betrachten

Tabelle 3: Inhalte und Lernziele der 2. Kurseinheit

3.2 Einleitung

Zu Beginn der Stunde begrüßt der Kursleiter die Teilnehmer und heißt sie willkommen.
Anschließend fragt der Übungsleiter die Befindlichkeit der Teilnehmer und das Erleben
nach der ersten Kurseinheit ab:

➤ „Wie geht es Euch heute?"

➤ „Wie habt Ihr die Zeit nach unserer ersten Kurseinheit erlebt?"

➤ Habt Ihr für Euch überlegt, zu welcher Zeit und an welchem Ort Ihr die Entspannung durchführen könntet? Welche Bedingungen müsstet Ihr hierfür schaffen?" (Hausaufgabe der 1. Kurseinheit)

Anschließend erläutert der Leiter das Lernziel dieser Kurseinheit - ein Gefühl für die
Übungen zu entwickeln, erlernen der Grundübungen, den Atem zu regulieren- und kurz
den Ablauf der zweiten Kurseinheit: Übung zur Atementspannung im Liegen, vier Übungen aus dem Taiji Qigong, Nachspüren, dann Feedback bzw. Austausch.

3.3. Hauptteil

Der Hauptteil besteht in der Durchführung der Entspannungsübungen, wobei mit der
Atementspannung begonnen wird, damit die Teilnehmer in der Entspannung ankommen

und ein Gefühl der Ruhe und Kraft entwickeln. Die Atemübung wird in entspannter Rückenlage durchgeführt. Der Text „Welle", welcher in dieser Kurseinheit zur Atementspannung eingesetzt wird, ist im Angang 2 eingefügt. Der Kursleiter spricht beruhigende Worte, die den Teilnehmern helfen, sich auf die Entspannung einzustimmen. Er gibt auch Anweisungen zum richtigen Liegen (Arme gestreckt; neben dem Körper, angenehme Körperhaltung, Beine nicht überkreuzen etc.). Die Atementspannung wird thematisch passend mit leisen Wellengeräuschen untermalt. Dann erfolgt die Rücknahme.

Anschließend leitet der Trainer die Qigong Übungen ein. Zunächst wird die Grundhaltung im Stehen eingenommen und erklärt. Der Trainer macht dann jede Übung zunächst vor, erläutert sie, lässt dann die Gruppe üben. Dann wird die Übung jeweils 5-6 Mal wiederholt. Es folgt die Demonstration der nächsten Übung usw. Insgesamt werden in der 2. Unterrichtseinheit 4 Grundübungen erlernt und durchgeführt:

- ➢ Die Wolken teilen
- ➢ Den Regenbogen schwenken
- ➢ Mit der Faust stoßen
- ➢ Den Affen vertreiben

Die Erläuterungen des Trainers sind in Anhang 3 aufgeführt.

Die Qigong Übungen werden nicht durch Musik begleitet, damit die Teilnehmer sich ganz auf die Bewegungen konzentrieren können und z.B. fernöstliche Musik nicht allen Teilnehmern gefällt. Nach den Übungen sollen die Teilnehmer versuchen, nachzuspüren.

3.4 Abschluss und Rücknahme

Nach dem Durchführen der Qigong Übungen ist es günstig, wenn die Teilnehmer noch einmal den erreichten Entspannungszustand nachspüren und ihn genießen können (Pieter, 2014, S. 66). Die Teilnehmer legen dazu ihre Hände übereinander auf das Dantian, die Körpermitte und schließen die Augen. Sie spüren ihren Atem und die Entspannung. Sie sollen versuchen, ihren Zustand vor, und nach der Entspannungseinheit zu vergleichen, ihre Körperpartien zu spüren, bewusst zu atmen. Dann werden sie langsam vom Trainer zurückgeholt. Durch Bewegen, Dehnen, Strecken. Eventuell ergänzt durch die Worte vom Trainer „Ihr fühlt Euch jetzt frisch und entspannt, kommt ins hier und jetzt". Im Anschluss nehmen alle Teilnehmer eine bequeme Sitzposition ein. Der Trainer fragt die Teilnehmer nach ihrem Erleben:

- ➢ „Wie fühlt Ihr Euch jetzt?"
- ➢ „Habt Ihr Euch entspannen können?"
- ➢ „Was habt Ihr gespürt, was ist Euch aufgefallen?"

Das persönliche Feedback ist jedoch freiwillig.

Der Trainer verabschiedet die Teilnehmer, bedankt sich für die Teilnahme und freut sich auf die nächste Stunde. Er teilt die Infozettel mit Tipps zum Üben der Qigong Übungen und weiteren Hinweisen aus. Wer mag, kann zu Hause die Atementspannung auf dem Infozettel durchführen.

4. Fazit und Schlussfolgerungen

4.1 Vorteile des Kurskonzeptes

Das Kurskonzept ist als Mischprogramm konzipiert. Dadurch ist es für die Teilnehmer interessant und bietet den Teilnehmern die Möglichkeit, herauszufinden, welche Entspannungsverfahren und Methoden am besten zu ihnen passen Die Mischung aus mehr bewegungsorientierten Übungen und ruhigen Übungen im Liegen oder Sitzen kann für die Teilnehmer sehr reizvoll sein (Pieter, 2014, S. 126). Allerdings muss der Übungsleiter die Methoden gut beherrschen und über ein großes Repertoire an Übungen haben.

Mit einem Umfang von acht Kurseinheiten ist der Kurszeitraum lange genug, um die Entspannungsverfahren kennenzulernen, aber dennoch nicht zu lang. Das vorliegende Kurskonzept bietet den Teilnehmern die Möglichkeit, alle 18 Übungen aus dem Taiji Qigong kennenzulernen sowie verschiedene Atemübungen zu erlernen. Auch die Atemübungen bieten Abwechslung, wie z.B. durch das Abklopfen. Die Teilnehmer brauchen hierfür keine Vorerfahrungen.

Zudem bekommen sie Informationen und Übungsblätter mit an die Hand, sodass ein häusliches Üben den Teilnehmern erleichtert wird. Ein Folgekurs würde das Konzept gut abrunden, sodass die Teilnehmer, die Gefallen an den Entspannungstechniken gefunden haben, die Möglichkeit haben, weiter in der Gruppe zu üben.

Bei der Erstellung des Kurskonzeptes wurde darauf geachtet, dass die Teilnehmer zu Beginn der Stunde durch Austausch und Mitteilen ihrer Befindlichkeit ein entspanntes, vertrautes Gruppengefühl aufbauen können. Zudem wurde darauf geachtet, die Teilnehmer zunächst einmal sanft zur Ruhe kommen zu lassen, dies gelingt durch die Übungen zur Atementspannung zu Beginn oder eine entsprechende Qigong Übung (das Qi wecken). Auch die Grundstellung bietet die Möglichkeit, sich in die Übungen einzufinden. So können die Teilnehmer den Alltag, den Stress und störende Gedanken hinter sich lassen. Durch die bewegten, harmonischen Übungen des Taiji Qigong fällt es vielen Menschen leichter, einen Zugang zur Entspannung zu finden, im Vergleich zu reinen Liegeübungen. Durch die Wiederholung einzelner Übungen gelingt es, einen Lernfortschritt zu fördern.

Durch bewusste Haltung (Grundstellung Qigong) und kurze Atemübungen können die Teilnehmer auch im stressigen (Berufs)Alltag kurz inne halten und auch kleine Pausen nutzen, um sich zu entspannen bzw. Verspannungen zu lösen.

Durch die geschlossene Gruppe baut sich unter den Teilnehmern und auch zum Übungsleiter ein entspanntes Verhältnis auf, gefördert wird dies durch den Austausch untereinander. So sehen die Teilnehmer, dass sie mit Schwierigkeiten beim Üben oder z.B. bestehenden Verspannungen nicht alleine sind.

4.2 Zu erwartende Umsetzungsprobleme in der Praxis

In der ersten Kurseinheit stehen Wissensvermittlung, Klärung von Fragen und organisatorische Klärungen im Vordergrund, daher kann der Einstieg für manche Teilnehmer etwas langwierig sein und sie könnten erwarten, schneller mit den Entspannungstechniken zu starten. Jedoch ist die erste Stunde die Einführungsstunde und dies ist auch wichtig für den Verlauf des Kurses. Eventuell könnte es Probleme geben, wenn einzelne Übungen bzw. die Fülle an Übungen des Qigong zu hohe kognitive und motorische Anforderungen an die Teilnehmer stellen. Dies könnte den Entspannungsprozess stören. Hier kann der Übungsleiter vermitteln, indem er den Fokus auf der harmonischen Bewegung und die Körperwahrnehmung legt und nicht so sehr auf die exakte Ausführung der Übungen. Nicht alle Teilnehmer werden es schaffen, zu Hause zu üben. Doch auch eine einzelne häusliche Übung kann schon zur Entspannung beitragen. Zudem findet der Kurs regelmäßig einmal wöchentlich statt und die Teilnehmer können an einem Folgekurs teilnehmen.

4.3 Fazit

Das Kurskonzept bietet den Teilnehmern einen guten Einstieg in die Entspannungstechniken der Atementspannung und die 18 Übungen des Taiji Qigong. Der Mix aus geistiger (Atementspannung) und körperlicher, mehr bewegungsorientierter (Taiji Qigong) Entspannung ist interessant und abwechslungsreich für die Teilnehmer. Jede Kurseinheit ist durch eine Gesprächsrunde zu Beginn und zum Ende abgerundet und den Teilnehmern werden Handreichungen zu den Entspannungsmethoden mitgegeben. Insgesamt ist das Kurskonzept gut geeignet, um die Körperwahrnehmung zu verbessern und zu entspannen. Es ist gut geeignet, das "Bodymed"-Konzept zur Ernährungsumstellung zu ergänzen.

5. Literaturverzeichnis

Friebel, V., Friedrich, S. (2011): Entspannung für Kinder. Stress abbauen. Konzentration fördern. Reinbek: Rowohlt Verlag

Greten, H.J. (2204): Kursbuch Traditionelle Chinesische Medizin. TCM verstehen und richtig anwenden. Heidelberg: Thieme Verlag

Kunow, Christian (2012): Qigong im Alter. Studienarbeit. Norderstedt: GRIN Verlag

Mertens, W., Oberlack, H. (2004): Qigong. Entspannt, gelassen und hellwach. München: Gräfe und Unzer Verlag

Pieter, A. (2014): Studienbrief Stressmanagement II. Unveröffentlichtes Studienmaterial. Saarbrücken: Deutsche Hochschule für Prävention und Gesundheitsmanagement

Taiji Qigong Akademie Krefeld: Übungsanleitung für das Taiji-Qigong Shibashi. Zugriff am 23.01.15. Verfügbar unter: http://www.taiji-qigong-akademie.de/download/Taichi-qigong-shibashi.pdf

6. Tabellenverzeichnis

7. Anhang

7.1. Anhang 1: Informationszettel zum Taiji Qigong und zur Atementspannung

---

Taiji Qigong

Das Taiji Qigong ist eine relativ neue, sehr beliebte Form des Qigong. Die Bewegungen des Taiji Qigong sind aus dem Taijiquan entlehnt und dem Qigong angepasst. Im Taiji Qigong werden ruhige mit aktiven Elementen kombiniert, das soll den Qi Haushalt (zu Deutsch: „Lebensenergie") harmonisieren. Sie werden entspannter, und Ihre Beweglichkeit wird sanft gefördert. Charakteristisch ist, dass im Taiji Qigong nicht in einzelnen Positionen verweilt wird, sondern stets ein langsamer Bewegungsfluss ausgeübt wird. Alle Bewegungen gehen vom Körperzentrum, dem Dantian aus. Die Übungen des Taiji Qigong sollen Krankheiten vorbeugen bzw. den Heilungsprozess beschleunigen und ganz allgemein zu einer erhöhten Lebensqualität führen. Alle Übungen beginnen und enden im hüftbreiten Stand. Nach jeder Übung können Sie dort einen Augenblick verweilen, bevor Sie mit der nächsten Übung beginnen.

Tipps zum erfolgreichen Üben:

- Lassen Sie den Körper entspannt
- der Atem führt die Bewegung. z.B. Einatmen/ Heben; Ausatmen/ Senken
- Die Drehungen werden immer um die Mittelachse ausgeführt
- Die Bewegungen werden langsam, entspannt und fließend ausgeführt
- Die Schultern bleiben unten, egal wie weit Sie die Arme heben
- Arme und Knie bleiben grundsätzlich leicht gebeugt
- Der Rumpf bleibt gerade, vermeiden Sie ein Durchdrücken oder Hohlkreuz
- Suchen Sie die Ruhe in der Bewegung und die Bewegung in der Ruhe
- Lassen Sie Ihren Geist zur Ruhe kommen und seinen Sie ganz im HIER und JETZT

Atementspannung

Die Atmung spiegelt unseren Lebensrhythmus, unser emotionales Befinden wider, aber wir können umgekehrt über sie auch unser Wohlbefinden beeinflussen. Die Übungen zur Atementspannung wirken gleichermaßen harmonisierend und vitalisierend. Durch reine Brustatmung verursachte Verspannungen im Brust- Schulter- und Nackenbereich werden durch eine natürliche Zwerchfell- und Bauchatmung aufgelöst. Atmen Sie immer möglichst durch die Nase ein, das unterstützt die Bauchatmung. Im psychischen Bereich kann Atementspannung dabei helfen, ein Gefühl der inneren Ruhe und Kraft zu entwickeln.

Kleine Atemübung

„Setz dich locker und bequem hin und schließe die Augen (oder: such dir eine bequeme und entspannte Lage, z. B. auf dem Rücken liegend, Beine angestellt).

Konzentriere dich auf die Atembeobachtung:

Der Atem kommt von selbst … und geht von selbst.

Dann macht er eine kleine Pause … und kommt wieder von selbst.

Wiederhole diesen Vorgang mehrmals.

Zur Unterstützung fühle mit den Händen die Körperbewegung des Atems mit.

„Während es still ist, ist eigentlich nichts zu hören. Oder vielleicht doch? Du wirst staunen, wie viele verschiedene Geräusche auch in der Stille zu dir durchdringen!

Setz dich bequem hin und atme ruhig. Jetzt höre genau hin: Welche Stimmen und Geräusche kannst du hören, die von außerhalb stammen? Welche Geräusche kommen aus dem Raum, in dem du jetzt sitzt? Lege beide Hände auf den Bauch, rechts und links neben den Bauchnabel. Beobachte, wie der Atem im Bauch ankommt und wie sich die Bauchdecke im Rhythmus des Atems hebt und senkt. Lege nun deine Hände auf die unteren Rippenbögen und achte darauf, wie sich der Brustkorb beim Einatmen weitet und beim Ausatmen zurückgeht. Lege nun die Hände auf den oberen Brustkorb unterhalb des Schlüsselbeins. Spüre wieder mit deinen Händen, wie der Atem in deinen Körper ein- und wieder ausströmt.

Zum Abschluss legst du deine Hände wieder auf den Bauch und atmest dorthin, wo die Hände liegen."

Quelle: AOK Rheinland/ Hamburg

7.2. Anhang 2: Text Atementspannung „Welle"

Nehmt nun eine angenehme Körperhaltung ein, in der Ihr entspannen könnt. Lasst Eure Arme neben dem Körper ruhen und überkreuzt die Beine nicht. Spürt in Euch hinein und Ihr merkt, wie sich eine wunderbare Ruhe in Euch ausbreitet. Konzentriert Euch nun ganz auf diese Ruhe, während Ihr ganz langsam die Augen schließt.

Während Ihr ein-...und...ausatmet, stellt Ihr Euch eine Welle vor, wie sie den Strand hinaufläuft – und wieder zurückspült ins Meer. Die nächste Welle rollt über sie ...Nun stell dir eine Meeresküste vor, nach deiner Fantasie, oder eine, an der du schon warst. Wellen laufen den Strand hinauf, wieder und wieder ... Du hörst das Brausen der Wellen. Du spürst die Kraft darin, die ruhige Kraft des Meeres ...

Achte auf deinen Atem. Bei jedem Atemzug hörst du eine Welle des Meeres. Zwischen den Atemzügen ist Stille – ruhig, lebendig, klar ... Achte so einfach auf deinen Atem – und auf die Wellen des Meeres ...

Achte darauf, wie bei jedem Atemzug die Ruhe und Kraft des Meeres in dich hinein strömen. Bei jedem Atemzug strömen Ruhe und Kraft in dich ...

Du spürst, die Ruhe tief in dir wachsen – du spürst die Kraft tief in dir wachsen – im Strom deines Atems ...

Rücknahme:

Langsam kommst Du wieder in den Raum zurück. Müdigkeit und Schwere verschwinden. Dein Oberkörper wird wieder frei – Deine Arme werden wieder frei und beweglich – Dein Kopf wird wieder frei und klar. Du öffnest Deine Augen.

(nach Friebel & Friedrich, 2011)

7.3. Anhang 3: Text Qigong

<u>Grundstellung</u>

Wir werden nun zunächst die Grundstellung einnehmen, den hüftbreiten Stand.

Der hüftbreite Stand ist die natürliche Position im Stehen und Basis für die meisten Qigong-Übungen. Macht Euch beim Üben auch bewusst, wie Ihr normalerweise steht, denn das hat großen Einfluss auf die Befindlichkeit im Alltag.

> *Stellt nun die Füße parallel nebeneinander, in hüftbreitem Abstand. Die Zehen zeigen nach vorn. Knie und Becken sind in genau einer Linie über den Füßen*

> *Verteilt Euer Körpergewicht gleichmäßig auf beide Füße*

> *Beugt die Knie leicht. Das mag sich anfangs etwas komisch anfühlen, aber Ihr werdet Euch schnell daran gewöhnen. Spürt, wie sich dadurch der untere Rücken entspannt und dabei einem Hohlkreuz entgegenwirkt. Euer Körpergewicht kann nach unten sinken, was eine stabile Position bewirkt.*

> *Richtet nun dem Rumpf möglichst gerade auf; lasst die Schultern und Arme locker seitlich hängen und gebt etwas Raum in den Achselhöhlen, „so als ob ihr dort ein Küken beherbergen wolltet"*

> *Stellt Euch dann vor, Ihr würdet am höchsten Punkt des Kopfes von einem Faden nach oben gezogen wie eine Marionette*

> *Achtet auf Eure Atmung: Durch die Nase EIN- und durch den Mund AUS atmen, leitet den Atem bis in Euer Energiezentrum. Versucht ein inneres Lächeln, eine tiefe Ruhe breitet sich jetzt in Euch aus*

Falls das Üben zu anstrengend werden sollte und sich Eure Oberschenkel zu sehr anspannen, schüttelt zwischendurch kurz die Beine aus

1. <u>Übung: Die Wolken teilen</u>

Wir stehen im hüftbreiten Stand.

> *Führt nun die Hände vor dem Unterleib übereinander, der Blick zeigt zu den gekreuzten Händen*

> *Hebt nun die Arme bis vor das Gesicht an*

> *Nun hebt die Hände bis knapp über Kopfhöhe, wobei Ihr die Hände leicht dreht, sodass die Handinnenflächen nun nach vorn zeigen, die Beine ein wenig streckt*

> *In einem weiten Bogen die Arme seitlich hinunterführen, ihr teilt nun die Wolken*

> *Dabei die Beine senken, beugt die Knie deutlich mehr als in der Grundposition*

> *Lasst die Arme weiter in der Kreisbahn sinken, bis sich die Hände wieder vor dem Unterleib kreuzen*

Achtet darauf, dass Eure Schultern während der gesamten Bewegung locker bleiben und sich nicht hochziehen.

Stellt Euch beim Anheben vor, Ihr lenkt das Qi über die Beine durch den Rumpf bis in die Fingerspitzen. Beim Senken stellt Ihr Euch vor, das Qi sinkt bis in die Füße.

Der Atem soll den Bewegungen folgen. „Ich teile die Wolken, die meinen Blick auf das Wesentliche versperren und schaue nun klar und frei"

2. Übung: Den Regenbogen schwenken

Ausgangsstellung ist wieder der hüftbreite Stand.

> *Hebt nun langsam die Arme vor der Brust nach oben, die Handinnenflächen zeigen zueinander, einatmen*

> *Nun die Hände über den Kopf heben, dabei das Körpergewicht auf das rechte Bein verlagern, die linke Fußspitze nach außen drehen*

> *Den linken Arm in einem Bogen bis auf Schulterhöhe schwenken*

> *Der Blick zeigt in die linke Handfläche, dabei ausatmen*

> *Den Arm wieder nach oben bewegen, einatmen, Arme und Beine leicht strecken*

> *Nun das Gewicht auf das linke Bein verlagern, die rechte Fußspitze nach außen drehen*

> *Den rechten Arm in einem Bogen bis auf Schulterhöhe schwenken*

> *Der Blick zeigt in die rechte Handfläche, ausatmen*

Achtet darauf, dass der Körper dabei nicht gebeugt wird, sondern gerade bleibt. Denkt Euch einen Regenbogen zwischen Euren Händen, das Ende des Regenbogens seht Ihr in Eurer Hand. „Ich behalte den Schatz am Ende des Regenbogens - meinen Lebensweg im Blick". Der Atem folgt wieder der Bewegung.

3. Übung: mit der Faust stoßen

> *Füße in hüftbreitem Stand*

> *Schließt beide Hände zu Fäusten, neben den Hüften halten*

> *Während ihr einatmet, führt Ihr die Fäuste zu den Hüftknochen*

- ➤ *Nun führt Ihr den linken Arm leicht gestreckt nach vorne vor die Schulter*
- ➤ *Den rechten Arm dabei nach hinten bis an die Hüfte ziehen*
- ➤ *Von dort aus die linke Faust zurückziehen, während die rechte Faust vorkommt*
- ➤ *Kurz vor Bewegungsende werden beide Fäuste gleichzeitig gedreht, dann mit der anderen Seite vorstoßen*
- ➤ *„Ich wecke meine innere Kraft, das Qi"*

Das Gewicht bleibt gleichmäßig auf beiden Beinen verteilt. Versucht die Handgelenke zwar anzuwinkeln, jedoch nicht anzuspannen. Achtet auf das Gefühl der Ausdehnung und des Zusammenziehens. Spürt, wie sich Euer Atem ausdehnt und zusammenzieht. Achtet beim Stoßen auf die Verbindung zum Boden.

4. Übung: Den Affen vertreiben

Der Affe steht für die immer aktiven und unruhigen Gedanken, also das Alltagsgeplapper des Geistes.

- ➤ *Wir kommen wieder in die Grundstellung*
- ➤ *Beide Arme werden nach vorne gestreckt*
- ➤ *dann die rechte Handfläche nach oben drehen, einatmen*
- ➤ *rechter Arm fällt nach unten und schwingt kreisförmig nach hinten, die Augen folgen der Armbewegung, ausatmen*
- ➤ *der Arm schwingt wieder nach vorn, die Augen folgen, einatmen*
- ➤ *rechte Hand zeigt in Ohrhöhe nach vorne, schiebt nach vorne, ausatmen*
- ➤ *nun treffen wieder beiden Hände aufeinander, linke Handfläche nach oben drehen*
- ➤ *nun fällt der linke Arm nach unten und schwingt kreisförmig nach hinten, die Augen folgen der Armbewegung, ausatmen*
- ➤ *der Arm schwingt nach vorne, einatmen*
- ➤ *die linke Hand schiebt nach vorne, ausatmen*

Stellt Euch vor, Ihr bietet dem Affen mit der vorderen Hand etwas an, sodass er neugierig wird, dann schiebt Ihr ihn mit der hinteren Hand von Euch fort. Eine Hand schiebt, eine schwingt. Diese Übung ist beruhigend und gut gegen Stress.

7.4. Anhang 4: Übungsblatt mit ausgewählten Übungen aus dem Taiji Qigong

Eröffnungs- oder Grundstellung

Füße schulterbreit auseinander stellen, Arme locker hängen lassen,

Knie leicht beugen, Steißbein sinken lassen, Rücken

gerade halten,

Körper an der Mittelachse aufrichten. Die Hände auf

den Bauch legen und 3-mal tief in den Bauch ein- und ausatmen

Dann zur natürlichen Bauchatmung übergehen. Hände sinken lassen und

einen Moment in dieser Position sammeln.

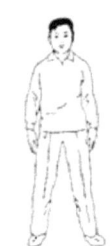

Übung- Das Qi wecken, die Atmung regulieren

Schulterbreit entspannt stehen (Grundstellung)

Knie und Brustbein lösen, Steißbein sinken

lassen. Scheitelpunkt heben, Schultern lösen und

wurzeln (Füße sinken in die Erde).

Einatmen. die Arme entspannt bis in

Schulterhöhe anheben, dabei vom Scheitelpunkt

her aufrichten.

In Schulterhöhe in der Reihenfolge: Schulter, Ellbogen,

Hände lösen und vor dem Körper hinunterführen. Dabei vom

Dammpunkt (Hui Yin) her sinken.

Mal wiederholen.

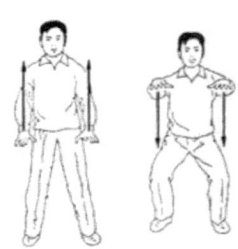

Übung – das Herz öffnen und den Brustkorb weiten

Grundstellung, einatmend die Arme bis

in Schulterhöhe heben, dabei vom Scheitelpunkt (Baihui)

her wachsen.

In Schulterhöhe die Arme seitwärts

führen, bis sie parallel zu den Schultern

sind. Ausatmend die Schultern und Arme entspannen,

das Becken sinken lassen und die Arme nach vorne führen.

Arme über die Ellenbogen wieder senken dabei vom Hui Yin her sinken.

6 Mal wiederholen

Übung – die Wolken teilen

Vor dem Unterbauch die Händekreuzen
(auf die gekreuzten Händeschauen) und bis vor
das Gesicht anheben.
Die Arme vor dem Gesicht zur Seite öffnen, dabei die
Handflächen nach vorne drehen. In einem
weiten Bogen die Arme seitlich hinunter
führen. Dabei die Beine senken, Steißbein sinken lassen,
Knie lockern.
6 Mal wiederholen

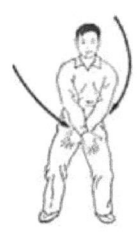
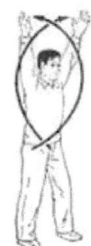

Übung- den Affen vertreiben

Aus der Grundstellung die linke Hand bis vor das
Brustbein heben, Handfläche nach oben, den rechten
Arm vom Becken nach hinten bogenförmig heben, bis
die Hand in Höhe des rechten Ohrs angekommen ist,
Schulter lockern. Die linke Hand bis zu den unteren
Rippenbögen zurückziehen, dabei mit der rechten
Hand nach vorne stoßen.
3 Mal auf jeder Seite wiederholen

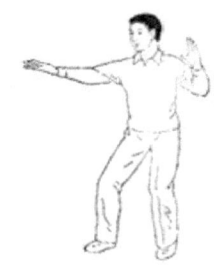

(Quelle: Taiji Qigong Akademie Krefeld: Übungsanleitung für das Taiji - Qigong
Shibashi)

24